AF596752

DE

L'ANGINE

SCROFULEUSE

(PHARYNGO-LARYNGITE SCROFULEUSE)

DE LA GRANULIE PHARYNGO-LARYNGÉE

NOUVELLE FORME DE PHTHISIE LARYNGÉE

STATISTIQUE DU DISPENSAIRE SPÉCIAL DES HOPITAUX

POUR LES MALADIES DU LARYNX

PAR

Le Docteur KOCH

Attaché au dispensaire spécial des maladies du larynx de l'Assistance publique de Paris

(*Au Bureau Central des hôpitaux*)

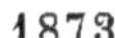

PARIS

IMPR. A. DERENNE, RUE SAINT-SÉVERIN, 25.

1873

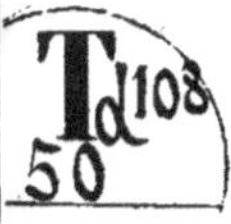

DE

L'ANGINE SCROFULEUSE

Paris. — Imprimerie A. Derenne, 25, rue S.-Séverin.

DE

L'ANGINE

SCROFULEUSE

(PHARYNGO-LARYNGITE SCROFULEUSE)

DE LA GRANULIE PHARYNGO-LARYNGÉE

NOUVELLE FORME DE PHTHISIE LARYNGÉE

STATISTIQUE DU DISPENSAIRE SPÉCIAL DES HOPITAUX

POUR LES MALADIES DU LARYNX

PAR

Le Docteur KOCH

Attaché au dispensaire spécial des maladies du larynx de l'Assistance publique de Paris

(*Au Bureau Central des hôpitaux*)

PARIS

IMPR. A. DERENNE, RUE SAINT-SÉVERIN 25

1873

DE L'ANGINE SCROFULEUSE

(PHARYNGO-LARYNGITE SCROFULEUSE)

Introduction.

De toutes les maladies qui affectent les divers organes de la phonation, de la respiration et de la déglutition, les angines ulcéreuses peuvent certainement être classées parmi les plus graves, tant par les accidents qui les caractérisent à leur période d'état, que par les déformations irréparables qui trop souvent en sont le résultat.

Ces diverses maladies, confondues autrefois sous le nom collectif d'angines ulcéreuses, sont aujourd'hui mieux connues, grâce aux travaux des auteurs contemporains, qui les ont séparées et successivement décrites. M. le Dr Bazin, dans ces dernières années, a étudié l'une de ces affections : l'angine scrofuleuse dans sa forme la plus grave, le lupus laryngien. C'est à cette forme grave que se rapportent les travaux de

M. C. Paul, la thèse de M. Fougères (1) et les observations des chirurgiens, dont M. le professeur Verneuil a donné le résumé (2). Quant à la forme bénigne de cette maladie, différents auteurs, notamment Hamilton, de Dublin, l'ont entrevue plutôt que décrite et lui ont assigné une place dans le cadre nosologique, mais nul d'entre eux n'a réuni un ensemble de symptômes qui permît d'en établir le diagnostic et de la reconnaître dès le début. C'est à M. Isambert, notre maître, que revient l'honneur d'avoir étudié les débuts et l'évolution de cette affection, dans un mémoire basé sur sept observations de cette maladie, présenté le 25 novembre 1871 à la société médicale des hôpitaux.

Dès cette époque, grâce aux symptômes et aux caractères pathognomoniques énoncés dans ce travail, on pouvait reconnaître cette nouvelle entité morbide.

Sous la bienveillante direction de ce maître affectionné, nous entreprîmes nous-même, tant au dispensaire laryngoscopique du bureau central des hôpitaux, qu'à ses cours de la Charité et de la Faculté de médecine, ainsi que dans son service de l'hôpital Saint-Antoine, une série de recherches dont nous essayons d'exposer le résultat. En compilant les faits, nous rendant compte de leur enchaînement, et suivant pas à pas

(1) Études sur l'angine ulcéreuse maligne de nature scrofuleuse, Paris, 1871. No 37.

(2) Archives générales de médecine, 1865, tom. II, p. 422.

au lit des malades les diverses phases de la maladie, nous avons pu en reconnaître les symptômes et la valeur séméiologique. Aussi c'est avec une conviction des plus entières que nous exposerons les résultats de nos recherches, et ce sera sans doute là le principal mérite de ce travail. Nous nous efforcerons d'énoncer les symptômes, en termes clairs et précis; ils seront de deux sortes : les uns, caractéristiques, seront autant que possible appuyés par des observations recueillies au lit des malades, les autres, signes secondaires, seront énoncés avec la mention qui leur convient.

Nous décrirons ensuite une entité morbide, nouvelle également : l'angine tuberculeuse aiguë. C'est encore M. Isambert qui a reconnu son existence, dans des cas qui d'abord avaient paru être des scrofulides malignes.

Nous terminerons enfin ce travail par une statistique destinée à démontrer le degré de fréquence des diverses affections du pharynx et du larynx.

ANATOMIE PATHOLOGIQUE.

Faire de l'anatomie pathologique de cette maladie un chapitre spécial, eût été utile, nécessaire même, il y a quelques années. Mais aujourd'hui que, grâce au laryngoscope, on peut suivre sur le vivant les différentes phases de cette affection, pareil travail serait superflu.

Que nous apprend en effet l'autopsie? Rien de nouveau, elle ne fait que confirmer ce qui avait déjà été reconnu pendant la vie. Le chapitre des symptômes deviendrait alors un second exposé de théories déjà émises : c'est pour éviter cette répétition que nous décrirons les lésions anatomiques dans cet article.

DESCRIPTION.

L'angine strumeuse est une angine ulcéreuse, à marche chronique, semblable en cela à la diathèse, dont elle est une des manifestations. Cette maladie présente-t-elle des périodes fixes? Non sans doute, car dans l'état actuel de la science on ne peut les établir nettement. La maladie affecte une marche insidieuse, dans laquelle on ne saurait établir de divisions autres que celles des lésions plus ou moins profondes qui se sont produites par les progrès du mal.

Les malades atteints de cette affection accusent en général, à un moment donné, une dysphagie plus ou moins douloureuse; mais, dans la majorité des cas, tout se borne au début à une gêne croissante, pendant la déglutition, et à une sensation de sécheresse de la gorge. Ils sont souvent si peu incommodés qu'ils ne se décident à consulter le médecin que lorsqu'il s'est déjà produit des lésions assez considérables. A une époque plus avancée de la maladie, les aliments sont rejetés par les fosses nasales, la voix est nasonnée, l'haleine fétide; une toux peu fréquente, ne se produisant qu'à de longs intervalles, amène l'expulsion difficile de gros crachats qui obstruent l'entrée des orifices postérieurs des fosses nasales. Les crachats sont jaunâtres, ou plutôt verts-olive, visqueux et très-adhérents, ce qui explique la difficulté éprouvée par les malades pour s'en débarrasser.

A la fin apparaît quelquefois, mais rarement, une dyspnée plus ou moins intense, variant depuis la simple gêne de la respiration jusqu'à l'orthopnée, avec râle trachéal entendu à distance. Ce phénomène doit être attribué à un œdème, soit de l'épiglotte, soit des éminences aryténoïdes. Cet accident qui peut être assez grave pour entraîner la mort, si on ne se hâte d'intervenir, et qui est commun, comme on le sait, à toutes les angines ulcéreuses, survient au moment où des ulcérations ont envahi le larynx. Cette complication, dont l'apparition peut être attribuée à l'invasion d'une diathèse nouvelle, telle que la phthisie laryngée ou l'angine syphilitique, n'a pas de valeur propre comme signe diagnostique de l'angine scrofuleuse, dans laquelle elle manque le plus souvent. C'est ce qui ressortira de notre exposé à l'article symptômes. Quant aux altérations de la voix par lésions des cordes vocales, elles ne se produisent également qu'à une époque très-avancée de la maladie.

SYMPTOMES.

M. Isambert a, dans son mémoire, décrit minutieusement l'aspect des premières ulcérations qui pouvaient être considérées comme le début de l'angine scrofuleuse. Mais depuis l'époque de cette publication, il a souvent attiré notre attention sur un état du gosier qui pourrait être envisagé comme la première manifestation de l'angine scrofuleuse, avant même la production des ulcérations. C'est une sécheresse absolue, sur la muqueuse de la paroi postérieure du pharynx. Cet état rappelle un peu celui de la muqueuse buccale dans la fièvre typhoïde : la muqueuse pharyngienne est sèche, rouge, luisante, quelquefois incrustée de quelques mucosités desséchées, avec ou sans hypertrophie des glandules pharyngées. Cet état du pharynx, dont on ne trouve guère d'analogue que dans la pharyngite chronique des ivrognes (laquelle s'en distingue toutefois par l'aspect rugueux fortement chagriné des glandules pharyngiennes, et par un volume très-exagéré des vaisseaux sanguins de la muqueuse pharyngienne) peut, par sa persistance, et lorsqu'il s'accompagne de lymphatisme, éveiller l'attention sur la probabilité de l'affection que nous décrivons. Il en est de même des symptômes qui apparaissent presque simultanément, et qui consistent dans une hypertrophie folliculaire avec un léger degré d'érosion ou d'ulcération des follicules pharyngiens produite sur une muqueuse pâle et décolorée, parcourue çà et là et superficiellement par de légers réseaux capillaires très-fins.

C'est à ces follicules hypertrophiés que la muqueuse doit un aspect mamelonné et chagriné, dont elle est alors le siége. Et plus tard, lorsque ces mêmes follicules sont érodés, la muqueuse de la paroi postérieure pharyngienne prend un aspect marbré et lardacé comme si l'érosion avait mis à nu du tissu cellulo-adipeux sous-cutané. C'est là le premier degré des ulcérations scrofuleuses du pharynx, telles que M. Isambert les a décrites dans son mémoire.

Puis apparaît un symptôme signalé par Hamilton de Dublin (1) en ces termes : « La paroi postérieure du pharynx est couverte d'une matière glaireuse verdâtre, et lorsqu'on enlève cet enduit, on aperçoit la membrane muqueuse d'un rouge foncé et granulée à sa surface. Si les symptômes durent depuis longtemps ou sont plus intenses, on découvre un *ulcère* plus ou moins étendu, à bords irréguliers, peu profond et inégal, couvert çà et là de granulations, et tapissé par une matière mucoso purulente, d'un jaune verdâtre. »

Ce symptôme, tout en masquant les ulcérations, présente une fréquence telle, qu'il pourrait presque à lui

(1) Ouvrage cité, p. 282.

seul (avec les symptômes fonctionnels) servir de base au diagnostic. Chaque fois que l'on examine la gorge, en ayant la précaution d'amener la luette un peu en avant, on aperçoit un crachat vert-olive, adhérent à la partie postéro-supérieure du pharynx : le crachat, très-adhérent, peut être détaché à l'aide d'une éponge laryngienne ou d'un pinceau de charpie, il vient alors tout d'une pièce, et à la place qu'il occupait, on voit sur la muqueuse une plaque dont l'aspect lardacé, blanchâtre est également caractéristique. Les symptômes que nous venons de décrire, ont été, entre autres, spécialement observés, période par période, si j'ose ainsi m'exprimer, sur un malade du dispensaire, du bureau central, qui, après avoir m ontré d'abord la sécheresse absolue, ainsi que l'aspect mamelonné et chagriné, présente actuellement le signe que nous venons de décrire. (Voy. Obs. I.)

A une période plus avancée apparaissent des ulcérations serpigineuses à fond jaunâtre, entourées d'un mince liseré rouge violacé. Elles sont sans profondeur, à bords non relevés, habituellement recouvertes de crachats. Ces ulcérations, contrairement à celles de la syphilis et de la phthisie laryngée, sont complétement indolentes. Quant à leur aspect, il rappelle celui du tissu cellulo-adipeux. Elles sont entourées d'une muqueuse saine ou légèrement enflammée, sur laquelle on voit quelques bourgeons charnus, de couleur rouge lie de vin, constitués par des follicules enflammés. Leur lieu d'élection est, tout d'abord, à la paroi postérieure du pharynx. (Obs. II.)

De la paroi postérieure du pharynx, les ulcérations gagnent les piliers de l'organe, envahissent le voile du palais lui-même, parfois les amygdales, mais ce fait est plus rare; ces glandes se montrent quelquefois hypertrophiées à une époque indéterminée.

Mais cette hypertrophie ne peut constituer un signe essentiel pour le diagnostic. M. Lasègue dit à ce propos (1) : « Chez un grand nombre de sujets, peut-être dans la majorité des cas, l'hypertrophie ou plutôt l'excès de développement des amygdales, doit être réputé congénital; c'est assez dire qu'on ne saurait l'imputer à la scrofule. » Selon cet auteur, la tendance aux fluxions pharyngiennes et leurs récidives fréquentes peuvent être attribuées à une prédisposition scrofuleuse, lorsqu'elles coïncident avec un coryza avec ozène, avec une obstruction des trompes avec surdité, avec des blépharites interminables; mais la scrofule ne représente là qu'une aptitude, et non plus une maladie localisée.

Des ulcérations de même aspect que celles décrites plus haut peuvent aussi se montrer autour de l'ouverture pharyngienne de la trompe d'Eustache. Leur cicatrisation amène souvent l'oblitération de ce conduit : de là des bourdonnements d'oreilles fort incommodes, et même de la surdité.

Pendant que ces lésions se produisent dans le pha-

(1) **Traité des angines, p. 288.**

rynx et l'arrière-fond de la cavité buccale, on observe quelquefois sur l'épiglotte des granulations rouges violacées, à la présence desquelles cet organe emprunte l'aspect d'une mûre, qu'il figure exactement. On voit aussi parfois cette même épiglotte être le siége de petits abcès qui s'ouvrent spontanément ; pendant ce temps d'autres se forment dans les parties environnantes et s'ouvrent à mesure que les précédentes se cicatrisent. M. Isambert pense que ces cas se rencontrent surtout dans la phthisie scrofuleuse ou chez les scrofuleux, qui deviendront phthisiques. Il nous a été donné d'observer spécialement ce phénomène chez un malade strumeux que M. Gombaut envoyait de son service à la consultation laryngoscopique de Saint-Antoine (le n° 21 de la salle Saint-Étienne, 18 janvier 1873).

Il peut en outre exister sur l'épiglotte des ulcérations, mais ce n'est qu'à une période plus avancée, alors que déjà les parties voisines portent les cicatrices caractéristiques dont nous parlerons plus tard. L'infundibulum laryngien et les cordes vocales peuvent aussi être affectés, et ces lésions, qui surviennent très-tardivement, sont parfois accompagnées d'un phénomène de cicatrisation spécial : c'est la formation d'un pont membraneux, ainsi que l'atteste l'Observation V.

Ces ulcérations produisent souvent des désordres assez graves; ainsi les piliers du voile du palais peuvent être divisés ; devenus alors flottants, ils sont portés par les mouvements respiratoires contre la paroi postérieure de la cavité pharyngienne ou contre la luette. Surviennent alors des adhérences, par suite desquelles les piliers se fixent en ces points, par une sorte de greffe, et ces accidents entraînent, suivant le cas, l'occlusion de l'ouverture postérieure des fosses nasales ou l'immobilisation du voile du palais. (Obs. VI et VII.)

On observe encore des perforations de ce voile musculo-membraneux, analogues à celles de la syphilis, mais qui, d'après nous, semblent s'en distinguer par des bords plus arrondis et plus boursoufflé que dans les perforations syphilitiques. On peut en remarquer deux exemples dans les Observations IV, V.

Ces ulcérations scrofuleuses, après guérison, laissent à leur place une belle cicatrice blanche, nacrée, étoilée, dont nous avons des spécimens dans les Obs. III, IV.

Lorsqu'elles siégent sur l'épiglotte, ces cicatrices amènent, par leur retrait, une déformation en bourrelet, en chapeau tricorne.

Parfois on observe, consécutivement à ces lésions, des hémorrhagies en nappe, de l'érysipèle du pharynx, un œdème de la glotte, plus souvent de l'épiglotte et des éminences aryténoïdes. Ces complications peuvent amener la mort; et dans les cas favorables, outre qu'elles donnent lieu à des phénomènes alarmants, elles ont toujours pour résultat de retarder la cicatrisation des lésions.

OBSERVATION I.

Le 21 mai 1873, se présente à nous R. Maria, âgée de 18 ans. Son aspect extérieur tient du lymphatisme plutôt que de la scrofule; elle n'a pas d'antécédents syphilitiques, pas de signes de tuberculose.

A ce moment elle se plaint d'embarras de la déglutition seulement. L'examen de la gorge fait voir toutes les parties qui constituent le pharynx et l'isthme du gosier dans un état de sécheresse absolue. Il y a hypertrophie folliculaire de la paroi postérieure du pharynx, et bientôt l'aspect de la gorge devient mamelonné et chagriné. Le 2 juillet, malgré les toniques à l'intérieur, et les topiques locaux, la maladie a progressé ; elle présente alors à l'examen de la gorge un crachat visqueux, adhérent, jaune verdâtre, qu'on enlève au moyen de l'éponge laryngienne trempée dans la teinture d'iode. Ce crachat enlevé, on voit à la place qu'il occupait une plaque blanchâtre et lardacée. On observe que la voix est nasonnée ; l'haleine devient désagréable à l'odorat. Elle ne présente aucune lésion du larynx ou des cordes vocales. Elle n'est pas enrouée. État stationnaire.

OBSERVATION II.

Madame L... se présente au bureau central le 18 octobre 1872, se plaignant de gêne à la gorge. Cette dame, mère de famille, âgée de 40 ans, a tous les attributs de la scrofule. Tête à apparence fœtale, yeux saillants. Pas d'antécédents ni de traces de syphilis. Rien de suspect du côté des poumons. Elle dit être malade, depuis 3 mois, de la gorge.

A l'examen : sécheresse absolue, et aspect mamelonné de la muqueuse pharyngienne, pas de lésions du larynx et des cordes vocales

Cet état se maintient jusqu'au 15 juin. A cette époque la voix est nasonnée. On trouve à l'examen une plaque blanchâtre et lardacée sur le fond du pharynx. La semaine suivante on aperçoit un crachat jaunâtre, visqueux, adhérent, recouvrant cette plaque lardacée. Après enlèvement de ce crachat au moyen de l'éponge laryngienne cette plaque redevient visible.

Persistance de cet état jusqu'au 2 juillet. La malade se plaint de gêne notable de la déglutition. A l'examen, la sécheresse a disparu ; à côté de la plaque blanchâtre, il s'est produit une ulcération à fond lardacé, entourée d'un mince liseré rouge. Il y a tendance d'adhérence du pilier postérieur droit. On continue le traitement tonique. Cet état se maintient.

OBSERVATION III.

Extraits des comptes rendus de la société médicale des hôpitaux.

(Séance du 9 août 1873).

Nous avons eu également l'occasion d'étudier personnellement cette malade. La maladie est en voie d'évolution morbide actuelle · Attributs de constitution scrofuleuse évidents, pas de lésions syphilitiques appréciables, mais les antécédents sont douteux, et il peut bien s'agir ici d'un cas mixte. Le voile du palais offre des ravages bien plus étendus que la précédente, la luette a disparu ; le bord postérieur du voile du palais a subi des pertes de substance assez étendues pour lui donner une forme sinueuse découpée ; les piliers antérieurs sont aussi entamés ; mais ce sont surtout les piliers postérieurs qui sont atteints ; le pilier droit a contracté une adhérence anormale avec la paroi postérieure ; le pilier gauche couvert de gros bourgeons rouges, qui en font une sorte de colonne massive et irrégulière, est en voie de contracter des adhérences ; enfin la paroi postérieure du pharynx offre deux zones. La zone supérieure, celle qu'on aperçoit entre les piliers déformés, est en plein processus pathologique : grosses granulations d'un rouge de sang et lacunes en suppuration assez profondément excoriées. La zone inférieure, qui répond au niveau de la base de la langue, présente au contraire une large cicatrice étoilée de couleur nacrée, semblable à celles qui ont été décrites dans notre premier mémoire, « comme dans la thèse de M. Fougères, » et dans un grand nombre d'observations antérieures. Ces cicatrices sont ici d'autant plus visibles que leur couleur blanche contraste avec la couleur rouge de sang des bourgeons charnus de la partie supérieure. Enfin le larynx commence à se prendre : L'épiglotte forme ici à la racine de la langue une sorte de bourrelet transversal, tout rouge et couvert de bourgeons nombreux, d'un rouge livide comme la surface d'une framboise ou d'une mûre. Les cordes vocales sont dentelées sur leurs bords, les éminences aryténoïdes un peu œdémateuses. Le traitement tonique, les cautérisations énergiques auxquels la malade est soumise en ce moment semblent retarder sinon enrayer les processus morbides; l'état général est encore bon, cependant M. Isambert n'oserait porter un pronostic bien favorable.

OBSERVATION IV.

Le premier mars 1873 se présente à la consultation du bureau central Mlle Alexandrine, âgée de 25 ans. Elle se plaint de dyspnée très-forte et d'enrouement depuis six mois. Elle est de constitution faible, présente tous les attributs de la scrofule. Examinée minutieusement au point de vue de la phthisie pulmonaire, on trouve seulement une forte respiration trachéale à l'auscultation, mais rien d'anormal du côté des organes thoraciques. Un peu de submatité du sommet droit à la percussion. Elle ne présente pas de traces de syphilis, et n'a pas d'antécédents spécifiques. Mais les stigmates de la scrofule ne l'ont pas épargnée. En effet l'examen à ce point de vue donne : quatre cicatrices caractéristiques d'abcès ganglionnaires à la région cervicale droite, une cicatrice à la partie inférieure de la mamelle gauche, une cicatrice d'abcès, froid à la base à la malléole externe gauche.

Elle dit en outre avoir eu des ophthalmies dans son enfance. A l'examen bucco-pharyngien, nous trouvons la paroi postérieure du pharynx couverte d'une large plaque, nacrée, étoilée, avec quelques îlots rouges lie de vin. La luette est fortement déviée à droite, et le pilier antérieur droit est comme dédoublé, par une perforation verticale, dans les deux tiers de son étendue.

A l'examen du larynx, on trouve un œdème considérable des éminences aryténoïdes masquant complétement les cordes vocales soit à l'inspiration, soit pendant la phonation.

Les toniques sont donnés pour modifier l'état général ; on combat énergiquement l'œdème par des cautérisations à l'acide chromique au quart.

L'œdème diminue peu à peu ; les cordes vocales visibles alors, se présentent à nos yeux un peu roses et ternes. L'état de la malade devient très-satisfaisant, et le 15 avril elle cesse son traitement, puis, le 15 juin elle revient nous trouver : la dyspnée a augmenté de nouveau à la suite d'une bronchite qu'elle aurait eue. On trouve au sommet gauche des signes caractéristiques de cavernes ; l'œdème a de nouveau envahi les éminences aryténoïdes. On lui fait de nouveau suivre le traitement tonique ; de nouvelles applications caustiques sont faites. Son état s'améliore de nouveau ; nouvelle interruption du traitement, nouvelle recrudescence le 24 octobre. Encore une fois on a recours au même traitement, qui amène pour la troisième fois la disparition des accidents. En résumé, cette jeune femme a eu une angine scrofuleuse guérie, mais la phthisie est venue se substituer à la scrofule ; de là cet œdème persistant.

OBSERVATION V.

Dont le texte est tiré de l'extrait des comptes rendus des hôpitaux (angine scrofuleuse et géranulie pharingée, par M. Isambert, (séance du 9 août 1872.) Malade que nous avons étudié personnellement.

Anna C., âgée de 28 ans, présente des traces évidentes de lésions scrofuleuses remontant à l'enfance : cicatrices assez nombreuses au cou et au voisinage de la clavicule. Cicatrice très-vaste au-dessous de la paupière droite, amenant l'abaissement partiel de cette paupière. La malade attribue cette plaie à un accident traumatique, la pénétration d'une pointe de fer ; mais elle avoue que la plaie a duré extrêmement longtemps. Elle raconte d'ailleurs qu'elle a eu souvent des croûtes ou des boutons dans le cuir chevelu, étant enfant ; à huit ans elle avait eu le croup, mais elle aurait guéri sans opération. La malade, examinée des pieds à la tête, n'offrit aucune trace de macules ou de cicatrices syphilitiques. L'état des parties génitales était celui d'une femme, non pas vierge, mais menant une vie chaste. Je n'insisterai pas sur son témoignage personnel, auquel trop de personnes assigneraient peu d'importance. La gorge de cette jeune femme ne présente plus que des lésions cicatrisées. Le bord postérieur du voile du palais a subi une légère perte de substance, bridée aujourd'hui par un petit pont fibreux.

La luette, très-petite et ratatinée, adhère au pilier antérieur gauche ; sauf cela, la voûte palatine est intacte. La paroi postérieure du pharynx paraît habituellement desséchée et montre quelques cicatrices blanches. L'épiglotte présente une érosion superficielle sur une moitié de son bord supérieur, érosion aujourd'hui cicatrisée. Enfin les cordes vocales ont une forme spéciale ; au lieu de se réunir en avant à angle aigu, elles forment de ce côté une courbe ellipsoïde, qui paraît résulter d'une ancienne adhérence cicatricielle. En somme, lésions anciennes, remontant probablement à l'enfance et actuellement cicatrisées, restant à l'état d'infirmités à peu près incurables. Cette malade est un type d'ulcérations scrofuleuses simples à la période de guérison.

OBSERVATION VI.

H... était entré en chirurgie à l'hôpital Saint-Antoine pour se faire soigner d'un coup de tranchet qu'il avait reçu au pli du coude, sur le bras gauche.

Lorsqu'il fut guéri, M. Duplay ayant reconnu chez lui des signes de catarrhe chronique, l'envoya dans le service de M. Isambert où il est actuellement au lit n° 5 de la salle Saint-Augustin, et où l'on reconnut des lésions étendues de la gorge dont le malade ne s'était jamais plaint.

Ce malade, âgé de 54 ans, n'a jamais eu la syphilis; il n'en porte pas de traces, il avoue avoir eu une blennorrhagie il y a 33 ans; ses poumons sont sains.

A l'examen du pharynx et du larynx : colonnes cicatricielles sur le fond du pharynx, blanches et nacrées. Destruction des piliers, des deux côtés, adhérence de leurs vestiges à la paroi post-pharyngienne, adhérence, à la même paroi, de la luette et du voile du palais dans presque toute son étendue.

L'épiglotte est intacte, les éminences aryténoïdes sont gonflées, les cordes vocales sont le siége d'une rougeur catarrhale.

Sa voix est nasonnée, il est presque complétement sourd; son haleine est fétide.

OBSERVATION VII.

Madame M... âgée de 49 ans, avait été atteinte d'angine scrofuleuse, il y a deux ans, et ne s'est fait traiter qu'au bout d'un an au bureau central. Elle n'avait suivi aucun traitement antérieur, et sa gorge présentait des ravages très-étendus. Les antécédents au point de vue de la syphilis sont douteux, et nous croyons qu'il s'agit ici d'un cas mixte. Aucun soupçon de tuberculose. Traitée depuis le 27 août 1873, jusqu'au mois d'octobre, par les toniques et les applications topiques, il lui reste actuellement les lésions suivantes : (17 novembre 1873) Adhérences du pilier postérieur gauche à la paroi postérieure du pharynx; adhérences du bord inférieur gauche du voile du palais de la même paroi post-pharyngienne, comprenant toute la partie située entre la luette et les deux tiers de ce bord gauche. La luette, par suite de l'adhérence au voile du palais est maintenue à trois millimètres environ de la paroi post-pharyngienne et se trouve fortement tirée à gauche par sa base, regardant à droite par son sommet. Adhérences également de la base du pilier postérieur droit à la même paroi. L'amygdale droite est à peu près à sa place normale ; à gauche se trouve partout des adhérences au pilier gauche, placées presque sur la paroi postérieure. Sur cette paroi on aperçoit trois faisceaux cicatriciels, dont un surtout et les deux autres un peu obliques. Ces cicatrices sont d'un blanc nacré. Cette personne, malgré ces difformations, parle très-distinctement et sans nasonnement ; elle prétend même chanter agréablement. Elle avale bien et ne se plaint d'aucun trouble fonctionnel de ce côté, si ce n'est que de temps en temps un peu de boisson lui passe par le nez ; ce dernier inconvénient lui-même devient d'après elle de plus en plus rare. Ajoutons qu'elle se plaint d'entendre moins bien de l'oreille gauche.

En résumé : Les lésions de l'angine scrofuleuse ont, comme on a pu le voir d'après l'exposé de chacune d'elles : 1° leur point de départ sur la paroi postérieure du pharynx ; 2° de là, elles se portent en haut et en avant, gagnant successivement les piliers postérieurs, quelquefois en même temps la trompe d'Eustache, puis la luette, les piliers antérieurs et voile le du palais ; 3° de haut en bas elles descendent sur l'épiglotte, l'infundibulum et les cordes vocales en dernier lieu. On peut observer sur ces dernières, outre les ulcérations, une desquamation épithéliale qui leur fait perdre leur poli ; mais cette lésion s'observe également dans la phthisie et la syphilis.

ÉTIOLOGIE ET CAUSES.

Le nom générique de cette maladie indique assez clairement son origine pour que nous n'ayons pas besoin d'y insister. Quant à son mode de concordance avec l'état plus ou moins avancé de la scrofule, on peut dire qu'elle se montre tout aussi bien chez les personnes qui ont seulement les apparences d'une constitution faible ou lymphatique, que chez celles qui portent des traces anciennes ou récentes de la diathèse strumeuse, ou bien chez lesquelles elle est en pleine évolution. Cettre angine est de tous les âges et de tous les sexes. Comme la scrofule, elle se montre dans les climats froids, dans les pays humides et dans les grands centres de population.

MARCHE ET PRONOSTIC.

Les accidents de l'angine scrofuleuse ne se produisent qu'avec lenteur, et se succèdent à des intervalles très-longs. On a donc sous les yeux très-longtemps les mêmes phénomènes. Cette maladie, abandonnée à elle-même, fait des progrès lents, mais continuels et incessants; elle a une marche, pour ainsi dire insidieuse; si au contraire on la combat par un traitement rationnel et suivi, par un régime approprié à l'état général du sujet, l'affection cédera dans la plupart des cas; mais la guérison complète se fera souvent longtemps attendre; alors même qu'elle aura été obtenue, il restera dans bien des cas des troubles dont on peut déjà soupçonner la nature : ainsi, lorsqu'il y a eu des adhérances cicatricielles, elles persistent et entraînent, on le prévoit, des troubles fonctionnels, tels que gêne de la déglutition, nasonnement, quelquefois rejet des aliments, mais surtout des boissons; plus rarement gêne des fonctions respiratoires. Dans quelques cas ces troubles eux-mêmes tendent à disparaître plus ou moins complétement pour le malade, qui se crée involontairement des habitudes fonctionnelles en harmonie avec le nouvel état de ses organes. Il arrive alors que ces personnes ne s'aperçoivent presque plus de leur infirmité et accomplissent les actes, respiration, phonation et déglutition, presque aussi bien que si ces organes étaient chez eux normalement conformés. L'Observation VII nous en offre un remarquable exemple.

Quant au pronostic, on peut en juger par ce qui précède, il ne pourra devenir grave que si l'on avait complétement négligé la maladie. Néanmoins, à cause des troubles consécutifs de la cicatrisation, il sera bon de le réserver.

TERMINAISON.

La terminaison la plus fréquente de cette maladie est la guérison. Il est rare cependant de l'obtenir complète, le plus souvent les personnes qui en ont été atteintes conservent l'une ou l'autre des infirmités que nous avons décrites. La mort, plus rare, survient, soit par hémorrhagie en nappe, produite sur la surface saignante des ulcères, soit par suffocation résultant d'un érysipèle du pharynx ou d'un œdème de la glotte. Cette dernière cause de mort peut être la conséquence de l'angine scrofuleuse seule, mais plus souvent elle est symptomatique de la diathèse tuberculeuse qui vient hâter la terminaison fatale.

DIAGNOSTIC.

Après les signes que nous avons exposés, cette entité morbide est assez nettement caractérisée ; néanmoins elle pourrait être confondue avec d'autres affections chroniques et ulcéreuses comme elle. Telles sont : la laryngite syphilitique, la phthisie laryngée, la pharyngite tuberculeuse aiguë ou granulie aiguë, et peut-être l'angine herpétique.

Laryngite syphilitique. — Cette angine est celle qui ressemble le plus à l'angine qui fait le sujet de notre travail, mais elle procède par poussées, tandis que l'angine scrofuleuse marche lentement et d'une façon non interrompue. La marche des lésions, aussi, est différente. En effet, après avoir débuté le plus ordinairement par le voile du palais ou par les lèvres et la langue, elles envahissent les organes d'avant en arrière et de haut en bas, tandis que dans l'angine scrofuleuse elles débutent par la partie postérieure du pharynx et progressent d'arrière en avant, puis partent du même point de haut en bas. L'aspect des lésions est également dissemblable. Ainsi dans la syphilis, il y a d'abord une teinte rouge carminée assez étendue, dont le centre a des reflets opalins. Bientôt ce point central se plisse, se macère et prend la forme d'une plaque muqueuse, à bords un peu saillants, à fond opalin, entouré de sa zone carminée. Les ulcérations scrofuleuses ne sont pas entourées de cette auréole de teinte particulière; l'érosion est en pente douce, leur fond est semblable à du tissu cellulo-adipeux, elles sont entourées d'un mince liseré rouge, la muqueuse environnante étant saine ou simplement enflammée et présentant quelques follicules hypérémiés. Dans la syphilis jamais ce crachat adhérent, vert olive, recouvrant ces plaques lardacées, rarement cette sécheresse absolue; jamais ces adhérences des piliers, de la luette et du pharynx, et si on les trouve quelquefois, on peut être certain qu'il s'agit là de cas mixtes de syphilis et de scrofule.

La perforation du voile du palais est un résultat commun des deux affections, mais la destruction est bien plus rapide lorsqu'elle est due à la syphilis, et les bords de la perforation abrupts, irréguliers, lui donnent un aspect bien distinct pour nous de l'aspect de la même lésion lorsqu'elle est produite par la scrofule, auquel cas les bords sont arrondis, quelquefois comme sculptés au tour.

La douleur apparaît intense et dès le début dans l'angine spécifique, elle est nulle au contraire dans l'angine strumeuse. Dans l'une, les ganglions correspondants sont engorgés, tandis que dans l'autre, s'il survient pareil engorgement, il est rare que ce soit par influence locale directe de la lésion, et il se produit tout aussi souvent sur des ganglions éloignés ou sans relation avec les parties lésées. D'ailleurs on devra s'aider des commémoratifs et de l'examen général du sujet, étude qui donnera le plus souvent la clef du diagnostic dans les cas incertains ou mixtes. En effet, il est des cas où l'on trouve les deux genres de lésion, ce qui n'a rien de surprenant puisque les deux diathèses ne s'excluent pas. Et si on négligeait ici l'examen général, un diagnostic complet deviendrait pour ainsi dire impossible, les lésions de l'une et de l'autre diathèse se modifiant mutuellement, ou existant, dans d'autres cas, les unes et les autres, côte à côte. En recherchant alors les antécédents le plus minutieusement possible, les traces les plus vagues comme les plus évidentes, l'état de santé actuel, la présence ou l'absence de douleurs locales, un enrouement persistant, qui existerait avec ces lésions hybrides locales, seront des signes dont la constatation permettrait de faire presqu'à coup sûr le diagnostic. Si toutes ces recherches demeuraient sans résultat précis, si le diagnostic restait malgré tout incertain, il est une dernière ressource qu'il ne faudrait pas négliger, c'est le traitement antisyphilitique. Mais c'est comme dernière ressource seulement, qu'on peut user de ce moyen et avec une prudence extrême, se rappelant en tout instant combien sont funestes les mercuriaux aux personnes déjà débilitées. On observera minutieusement, pendant le cours de cette médication, tous les changements qui surviendraient dans l'état local ainsi que dans l'état général, et au bout de quelques jours déjà dans le cas de diathèse syphilitique, les symptômes s'amenderont ; si au contraire c'est à la diathèse scrofuleuse qu'on a affaire, ils s'aggraveront ainsi que l'état général. Mais qu'arrivera-t-il dans les cas mixtes ?

Il est difficile de répondre ; mais voici un cas que nous avons eu l'occasion d'observer spécialement à ce sujet ; il arriva sous nos yeux ce qui suit : Pendant le siége de Paris, un homme de la salle Saint-Antoine, hôpital Saint-Antoine, service de M. Isambert, était atteint de lésions laryngiennes, et surtout pharyngiennes ; il avait des antécédents syphilitiques et était manifestement scrofuleux. Or, on prescrivit le traitement iodo-hydrargyrique : certaines de ces lésions s'amélioraient pendant que les autres, ainsi que l'état général, s'aggravaient ; on s'adressa alors aux toniques, et l'état général, ainsi que les autres lésions, s'amélioraient, tandis que celles, d'après le résultat antérieur, présumées syphilitiques restaient stationnaires. On varia ainsi plusieurs fois le traitement, et le malade, notablement amélioré, demanda son exeat, qui lui fut accordé, et il ne fut plus revu. On voit que l'alternance des traitements amena une alternance relative des résultats, qui furent ici au bénéfice du malade. En sera-t-il toujours ainsi ? Nous ne saurions l'espérer, mais nous n'avons pu nous empêcher de mentionner ce cas, à cause de sa singularité.

Phthisie laryngée. – Cette affection a moins de ressemblance avec l'angine scrofuleuse que la précédente. Le diagnostic des lésions locales sera moins ardu, et l'état général extérieur pourrait seul, jusqu'à examen approfondi, donner lieu à une erreur qui n'aurait pas, du reste les conséquences funestes que nous avons précédemment exposées. Cette maladie se distingue, d'abord par sa marche qui, dans la phthisie laryngée, envahit d'emblée les cordes vocales et se poursuit de bas en haut et d'arrière en avant ; donc déjà le point de départ et la direction des lésions diffèrent. De plus, l'absence de phénomènes locaux du côté du voile du palais et des piliers, et, en fait d'ulcérations sus-laryngiennes, il n'existe que les ulcérations tuberculeuses de la langue et dont on ne trouve nulle analogie dans l'angine scrofuleuse. Dans les deux affections existe une hypertrophie glandulaire avec aspect mamelonné, mais dans la tuberculose les follicules sont simplement enflammés ; à l'angine strumeuse au contraire paraît appartenir cet aspect lardacé avec bourgeons couleur lie de vin. Dans l'angine tuberculeuse le malade enroué devient aphone de bonne heure, tandis que dans l'angine scrofuleuse, il n'y a pas d'altération réelle de la voix par suite de lésions des cordes vocales, mais seulement du nasonnement produit par les adhérences.

En effet, dans les cas les plus graves, nous avons vu la voix rester normale et la parole intelligible jusqu'à la fin. La dyspnée par œdème de la glotte survient bientôt, et bien plus fréquemment dans la phtisie, tandis qu'elle ne survient que très-tardivement et comme complication ultime dans la seconde. Les ulcérations tuberculeuses sont douloureuses d'assez bonne heure, tandis que les ulcérations scrofuleuses sont tout à fait indolentes. L'aspect velvétique (1) ne s'est encore rencontré dans aucun cas d'angine scrofuleuse franche, tandis qu'il précède souvent d'assez longtemps les autres lésions locales et les phénomènes thoraciques de la phthisie laryngée, dans laquelle il persiste quelquefois jusqu'à la fin. Les lésions des cordes vocales sont multiples et dominent toujours les autres dans la phthisie laryngée. Ces lésions sont : l'aspect serratique des cordes vocales, leur destruction partielle, leur rétraction, la production de bourgeons charnus et le rétrécissement du larynx. Dans l'angine strumeuse, ces organes étant envahis très-tard par les lésions, ils sont tout au plus vascularisés, roses ou rouges, ou dépolis, ce qui se rencontre déjà dès le début dans la précédente. La toux est fréquente dans la phthisie laryngée ; elle est spasmodique, particulièrement au moment où le larynx présente l'aspect velvétique, tandis que les scrofuleux atteints d'angine ne toussent que très-rarement, et cela lorsqu'ils veulent expulser le

(1) L'aspect velvétique consiste en des villosités blanchâtres, comparables au ve ours d'Utrecht à gros brins. Il se montre d'abord sur la muqueuse laryngée en un point qui correspond assez exactement à la glotte (commissure). Quelquefois la lésion est plus superficielle et siége sur la ligne transversale qui réunit les deux éminences aryténoïdes. Dans un état plus avancé, ces villosités deviennent des végétations papillaires très-gênantes pour le malade qui cherche à s'en débarrasser par une toux opiniâtre. — *Phthisie laryngée*, thèse du Dr Deel, p. 11.

crachat adhérent et visqueux que nous avons mentionné précédemment comme un des signes caractéristiques de leur maladie.

L'examen extérieur, quelquefois semblable au premier abord, donnera à une inspection un peu plus minutieuse des signes de l'une ou de l'autre diathèse. L'auscultation donnera également des signes précis à cet égard. Nous ne nous occuperons pas ici des cas mixtes de scrofule et de phthisie, l'intérêt qu'ils présentent étant bien moins grand au point de vue thérapeutique que celui des cas mixtes dont il a été question dans le précédent alinéa où l'on avait la syphilis alliée à la scrofule.

Laryngite catarrhale. — Nous ne ferons pas le diagnostic différentiel avec cette affection, nous bornant à dire qu'elle n'est pas ulcéreuse; car pour nous, et malgré l'autorité de certains auteurs (1), nous ne saurions admettre les lésions qui lui ont été attribuées. Les cas dans lesquels les auteurs ont décrit des ulcérations purement catarrhales n'étaient vraisemblablement que des phthisies laryngées ou des angines scrofuleuses dont la nature a été méconnue. En effet, lorsqu'on lit leur description, on est étonné de voir qu'il n'existe aucune différence entre le genre et la marche des lésions attribuées à la laryngite catarrhale et celles qui sont dues à l'affection laryngo-tuberculeuse chronique.

(1) Turck.

Angine herpétique. — Il serait intéressant de pouvoir indiquer les caractères distinctifs qui existent entre cette affection et celle qui fait le sujet de notre travail; malheureusement l'étude de l'angine herpétique n'est pas assez avancée pour que nous puissions en donner les caractères actuellement. Nous croyons cependant pouvoir dire dès à présent qu'il existe peu d'analogies pouvant amener à confondre ces deux affections les angines que l'on observe chez les sujets manifestement herpétiques ne présentant pas ordinairement d'ulcérations.

TRAITEMENT.

Le traitement sera à la fois général et local, et doit s'adresser à la diathèse d'une part, et aux manifestations localisées dont nous nous occupons, d'autre part. Le traitement général consistera en toniques analeptiques, d'épargne, et cardio-vasculaires. On donnera l'huile de foie de morue pendant les saisons froides, on cessera son emploi dès l'apparition des premières chaleurs, époque à laquelle elle est généralement plus mal tolérée. On la remplacera alors par le sirop d'iodure de fer ou encore par l'arseniate de soude, selon la formule suivante par exemple :

Arséniate de soude.	0,20 centigr.
Eau distillée	»

A prendre une cuillerée à café de cette solution au commencement des deux principaux repas. On pourra substituer à l'iodure de fer, dès qu'il se produira des phénomènes d'excitation circulatoire, tels que l'augmentation de la chaleur, des excitations diverses, des éruptions d'acné; l'extrait mou de quinquina à dose de 1gr. en quatre bols chaque jour. On pourra donner en même temps le vin de quinquina. On recommandera une nourriture fortifiante, des viandes crues, des viandes grillées, les vins généreux, l'exercice au grand air. On se trouvera bien aussi de faire prendre des bains sulfureux. Ou bien, si les moyens des malades le permettent, on pourra les envoyer faire une saison d'eaux minérales. Les stations les plus actives sont : Aix (Savoie), Creuznach (Prusse Rhénane), Salins (Jura), Schinznach et Gurnickel (Suisse), Salins (Savoie).

Le traitement local consistera en applications, au moyen d'éponges laryngiennes, de diverses solutions. Ainsi on emploiera la teinture d'iode pure ou mêlée d'extrait d'opium sur les ulcérations; et lorsqu'elles seront en voie de cicatrisation on emploiera, mais dans ce cas seulement, avec quelque avantage, le nitrate d'argent. S'il survient un œdème de la glotte on emploiera la solution d'acide chromique.

Acide chromique.	1
Eau distillée.	4

D. S. A.

Ou bien :

Acide chromique.	1
Eau distillée.	4

D. S. A.

Et le succès ne fait presque jamais défaut, nous pourrions affirmer qu'il est constant; car ce moyen a, dans les cas où nous l'avons vu employer, toujours retardé, et quelquefois rendu inutile une opération de trachéotomie qui était souvent imminente.

L'emploi de la glycérine est actuellement à l'étude dans cette affection, nous ne faisons donc que la mentionner, les résultats n'étant pas suffisamment connus.

On a encore employé la teinture éthérée d'iodoforme, mais elle s'évapore trop vite; les insufflations d'iodoforme et de poudre de lycopode, moyen insuffisant par la difficulté d'application exacte; le chlorure de zinc au 100e même au 50e. Enfin les douches pharyngiennes lorsqu'il y a douleur. Nous ne donnons ces moyens que pour mémoire, comme devant être modifiés, afin d'être rendus plus efficace que les deux premiers, moins dangereux le troisième. Les douches ne trouvent leur application que dans les cas mixtes, l'angine scrofuleuse simple n'étant pas douloureuse.

On tirera encore de grands avantages des gargarismes suivants :

Chlorate de potasse	10 gr.
Sirop de mûres	60 gr.
Eau distillée	250 gr.
	D. s. a.

Se gargariser trois fois par jour et avaler le gargarisme.

Permanganate de potasse	2 gr.
Eau distillée.	250 gr.
	D. s. a.

Se gargariser trois fois par jour, dans les cas de fétidité très-grande.

Iode métalloïdique	0,25 centigr.
Iodure de potassium	1,00
Sirop de diacode	30,00
Eau distillée	250,00
	D. s. a.

Se gargariser trois fois par jour.

Il nous reste à parler du traitement des infirmités consécutives à l'angine scrofuleuse guérie. Il ne peut être que chirurgical; or, nous pensons que l'on ne doit pas intervenir dans la plupart des cas.

D'une part l'habitude que se crée le malade dans bien des cas d'après ces conformations anormales; d'autre part la crainte qu'un traumatisme, sur les tissus d'un sujet scrofuleux, n'ait d'autre résultat, au lieu d'une modification avantageuse, qu'une cicatrisation plus difforme encore, sont pour nous des raisons suffisantes pour la justification de ce que nous venons d'avancer. Cependant il est une lésion dans laquelle nous serions d'avis que l'opération pourrait être tentée. Nous voulons parler ici des perforations qui, dans les cas mixtes de scrofule et de syphilis, se produisent au-dessus de la luette qui devient pendante sur la langue, gène à tout instant et la déglutition et la phonation.

Dans ces cas, on pourrait exciser la luette par un coup de ciseau ou de bistouri sur le voile du palais de chaque côté de la luette. Nous pensons qu'après cette opération, le voile du palais se rétractant, les bords en deviendraient réguliers et les fonctions faciles, comme cela arrive lorsque cette intervention est nécessitée par une perforation syphilitique.

GRANULIE PHARYNGO-LARYNGÉE

FORME NOUVELLE DE LA PHTHISIE LARYNGÉE.

La granulie pharyngo-laryngée est une nouvelle forme de phthisie laryngée, qui n'est pas encore classée dans le cadre nosologique. Il y a un an à peine qu'elle a été décrite par M. Isambert qui n'y avait vu d'abord qu'une forme particulière de l'angine scrofuleuse. La malade, sujet de l'observation, fut enlevée avec une rapidité inattendue.

OBSERVATION IV.

Du mémoire de M. Isambert sur l'angine scrofuleuse (1).

Il s'agit d'une jeune femme de 30 ans, que plusieurs médecins ont pu voir cet été à la clinique de la Charité, et qui se présenta à notre consultation, se plaignant d'un mal de gorge rendant la déglutition douloureuse et difficile. Voilà, dis-je, dès la première inspection, aux personnes qui m'entouraient, un cas que la grande majorité des médecins n'hésiterait pas à classer parmi les syphilis laryngiennes; pour moi, je crois qu'il s'agit d'un scrofule. La malade fut admise dans le service et soumise d'abord à l'expectation simple, sauf quelques moyens détersifs, et quelques toniques à l'intérieur.

Voici quel était l'aspect de la gorge :

(1) Ouvrage cité.

La face antérieure du voile du palais, y compris les piliers antérieurs des deux côtés et la luette, étaient recouverts de plaques nombreuses, à contours sinueux, à surface gaufrée et mamelonnée, d'une couleur grisâtre, qui présentaient une ressemblance frappante avec des plaques muqueuses confluentes; elles différaient toutefois des plaques muqueuses récentes que nous observons ordinairement au voile du palais avec la lumière Drummond par l'absence de l'auréole inflammatoire à teinte carminée, et de la nuance opaline, d'un gris bleuâtre très-délicat, que je signale en pareille circonstance. Les plaques de notre malade étaient d'un gris sale, plus blafard que les plaques muqueuses. Leur surface était couverte d'éminences mamelonnées, un peu jaunâtres, plus saillantes que les simples gaufrures des plaques muqueuses, et semblent indiquer une prolifération énergique; le liséré inflammatoire qui les entourait était fort étroit, d'un rouge terne, et se fondant bientôt avec la couleur rose jaunâtre normale de la muqueuse. Sur la luette, sur les amygdales, sur les piliers postérieurs et sur la paroi pharyngienne, on retrouvait une couche grisâtre analogue, assez fortement mamelonnée, et rappelant assez, par son aspect semi-transparent, les dépôts plastiques que l'on trouve sur la surface peritonéale de l'intestin, dans les cas de péritonites adhésives encore récentes. La partie inférieure des piliers était notablement déformée par ces dépôts plastiques et irrégulièrement mamelonnée comme des stalactites calcaires. Enfin sur la paroi postérieure du pharynx, à gauche et au niveau de la base de la langue, on voyait une grosse pustule, ou plutôt un bouton acuminé, gros comme un grain de maïs, assez semblable à la pointe d'un furoncle à maturité, sauf la zone inflammatoire, qui était ici presque nulle, et se perdait sous les produits pultacés caséeux que revêtait la muqueuse. On trouve encore sur cette même paroi quatre ou cinq boutons semblables, beaucoup plus petits, et perdus au milieu des produits pultacés de la gorge. On voit que les lésions de la paroi postérieure ne présentent plus ici l'aspect de plaques muqueuses qu'offrait le voile du palais. La description que nous venons d'en donner nous paraît répondre parfaitement à celle que M. Bazin donne des scrofules éruptives des muqueuses, lesquelles sont caractérisées surtout par des granulations, des pustules et des vésico-pustules, dures à la base, ressemblant à de petits furoncles, et arrivant plus lentement à maturité (ouvr. cité p. 272). La malade n'accusait pas de douleurs bien vives surtout en dehors de la déglutition, et paraît assez étonnée d'entendre parler de son mal comme d'une affection grave, et dont la guérison serait longue et difficile à obtenir. Elle s'en était assez peu préoccupée jusqu'alors, et cependant il y avait près de deux ans qu'elle souffrait ainsi de la gorge, et depuis cinq ou six mois elle toussait. La voix était seulement un peu nasonnée. Le cou ne présentait aucun engorgement des ganglions cervicaux. Quant à ses antécédents, elle racontait qu'elle avait eu des gourmes dans son enfance, puis plus tard des abcès froids aux jambes. Elle niait toute espèce d'antécédents syphilitiques, et nous étions porté à croire à sa déclaration. C'était une mère de famille honorable ; elle avait eu neuf grossesses. Un seul fait pouvait inspirer quelques soupçons, si ce n'est sur elle, au moins sur son mari : c'est que les trois derniers accouchements avaient eu lieu avant terme ; mais l'examen très-complet de sa personne ne fit retrouver aucune trace de lésions syphilitiques. Ajoutons que, au moment de son entrée à l'hôpital, on constatait un peu de submatité au sommet droit en avant, avec une respiration un peu rude, et de l'expiration prolongée.

Presque toutes les personnes qui virent la malade à son entrée la regardèrent comme syphilitique, tant les lésions du voile du palais ressemblaient à des plaques muqueuses ; seul un de nos internes, qui avait été l'année précédente interne à l'hôpital Saint-Louis, se prononça dans le même sens que nous, et, en présence des tubercules abondants de la paroi postérieure du pharynx prononça le nom de lupus pharyngien, maladie dont il avait vu quelques exemples. Les autres déclinèrent leur compétence, et je n'osai moi-même être bien affirmatif. Je mis d'abord la malade à l'usage des toniques, à celui du brome de potassium, pour diminuer la sensibilité du pharynx, et enfin je fis mêler à toutes ses boissons une petite quantité de solution de chlorate de potasse (5 p. 100) dans le but de déterger le plus possible le pharynx de tous les produits pultacés; mais ce médicament, qui avait si bien réussi chez le troisième malade dont j'ai rapporté l'histoire, fut ici sans action; les surfaces mamelonnées conservèrent leur aspect grisâtre; j'ouvris avec la pointe d'un bistouri la grosse pustule de la paroi postérieure, mais il n'en sortit presque rien. Au bout de quelques jours je pouvais, au moyen du miroir laryngien, examiner l'entrée de la glotte; mais l'épiglotte, les éminences aryténoïdes, et l'infundibulum laryngien lui-même, étaient tellement recouverts, tellement voilés par des produits blancs grisâtres, qu'il était impossible de distinguer la muqueuse sous-jacente, et encore moins les cordes vocales. La voix était, d'ailleurs, à peu près intacte. On notait seulement un peu d'enrouement, et par moments un peu de dyspnée.

Voyant que le traitement tonique et l'application directe des topiques ne produisaient pas de résultats bien apparents, je finis par me laisser influencer par les opinions que j'entendais emettre autour de moi, et surtout par celle d'un de nos collègues qui avait été chef de service à l'hôpital Saint-Louis, et qui déclara que pour lui la syphilis était évidente. Je soumis donc, à partir du 25 juillet, la malade à l'épreuve du traitement iodo-hydrargyrique. Pendant les premiers jours, pas de résultat appréciable; vers la fin de la première quinzaine, aggravation des douleurs, tuméfaction œdémateuse des replis ary-épiglottiques. Je voulais suspendre le traitement spécifique; mais le lendemain matin, une amélioration apparente se produisait; les surfaces me parurent un peu detergées, un peu nettoyées des matières pultacées qui les recouvraient. Je résolus donc de continuer encore le traitement; mais au bout de huit jours encore, le 18 août, je me voyais obligé de le suspendre. L'amélioration apparente ne s'était pas maintenue, les douleurs avaient augmenté, la salivation mercurielle avait paru, et, chose plus grave, un œdème de la glotte se déclarait, qui faisait craindre que la trachéotomie ne devint nécessaire. Je supprimai donc le mercure, et je mis franchement la malade à l'huile de foie de morue, au vin, au quinquina, en même temps que j'attaquais les productions locales et l'œdème de la glotte lui-même avec l'acide chromique concentré.

Ce traitement porta son fruit : les douleurs diminuèrent, la suffocation cessa de menacer, et les surfaces se détergèrent un peu ; mais ce moment parut une aggravation notable des lésions pulmonaires, qui étaient peu accusées lors de l'entrée de la malade à l'hôpital. On commença à percevoir des craquements humides sous les clavicules, et l'on put bientôt constater une fonte tuberculeuse rapide des poumons. L'état général empira de jour en jour, et la pauvre malade nous présenta les symptômes d'une phthisie galopante jusqu'à la mort, qui eut lieu le 17 septembre.

L'autopsie ne put être faite que très-sommairement. Les deux poumons étaient farcis de granulatious miliaires et caséeuses en voie de ramollissement ; il existait déjà beaucoup de petites cavernules. La glotte était rétrécie par le gonflement œdémateux des parties voisines, bien que les cordes vocales fussent intactes. L'épiglotte était déjà ulcérée. Les ulcérations de la paroi pharyngienne étaient seulement superficielles.

M. Isambert vit là une forme insolite de pharyngite scrofuleuse, qui, pour lui, ne répondait à aucune description des auteurs. Il s'en tint momentanément à son diagnostic :

Granulations grises disséminées dans la gorge, avec complications de phthisie galopante. Peu après le hasard mit sous les yeux du même observateur un autre malade atteint de lésions exactement semblables. Son esprit dès lors mis en éveil par l'observation précédente, suivit avec soin les phases de l'affection qui se déroulait sous ses yeux et il crut pouvoir dès le début établir un pronostic dont l'exactitude fut confirmée par la terminaison de la maladie.

Voici cette seconde Observation :

OBSERVATION II.

Un homme d'une quarantaine d'années entrait en mai 1872 dans le service de M. Isambert, pour s'y faire traiter d'un mal de gorge qui consistait surtout en une sensation pénible à la déglutition ; il avait tous les attributs de la scrofule, surtout plusieurs grosses tumeurs ganglionnaires au cou, vers l'angle de la mâchoire. Le malade devint sourd pendant son séjour à l'hôpital. A l'auscultation on ne trouvait aucun signe de tubercules.

Il a toujours nié tout antécédent syphilitique; il avouait une blennorragie ; on ne trouva à l'inspection, sur son corps, aucune trace de syphilis. M. Isambert présente ce malade le 9 août à la société médicale des hôpitaux. On remarque alors les lésions suivantes : à l'examen bucco-pharyngien on observait sur la face antérieure du voile du palaie, sur la lucite, sur les piliers, sur toute la paroi postérieure du pharynx, un semis presque uniforme de granulations grisâtres grosses comme des grains de semoule, qui saignaient facilement au moindre contact. Le larynx était peu atteint.

M. Isambert présente de nouveau à la société des hôpitaux ce malade le 25 octobre 1872.

Il signalait alors la gravité particulière de la maladie, par suite de sa tendance à la généralisation et de sa terminaison possible par la phthisie pulmonaire granuleuse.

Depuis le mois d'août la maladie avait marché ; les granulations grises, qui étaient comparables alors à des grains de semoule, avaient maintenant l'aspect de grains rougeâtres, gros comme des grains de chènevis et saignant avec une grande facilité.

La luette offrait la forme de stalactites des plus bizarres Le larynx se prenait de plus en plus ; cependant il n'y avait pas d'asphyxie imminente de ce côté ; mais le pharynx était tellement douloureux, que la déglutition devint de plus en plus difficile. L'état du malade était très-mauvais; enfin on commençait à percevoir des craquements disséminés dans différents points des poumons. Les grosses tumeurs ganglionnaires persistaient, et quelques-unes d'entre elles, abcédées, avaient dû être ouvertes au bistouri.

Le malade est mort des progrès de la cachexie et de phthisie aiguë. L'autopsie fut faite le surlendemain. On trouva les poumons farcis de granulations grises.

M. Isambert pensant alors pouvoir rattacher ce cas, ainsi que le précédent, à une forme particulière de phthisie laryngée, pria M. le professeur Vulpian d'examiner les granulations du pharynx et du larynx. Ces granulations examinées avec soin, au microscope par M. Troisier, interne des hôpitaux, dans le laboratoire de M. Vulpian, qui a lui-même confirmé le résultat, ont été reconnues identiques aux granulations grises des poumons de personnes mortes de phthisie aiguë.

M. Vulpian se souvint, en voyant la pièce anatomique, qu'il avait eu dans son service, en qualité de stagiaire, un étudiant en médecine qui avait présenté les mêmes lésions et dont il avait appris la mort, survenue par phthisie galoppante. (Communication orale de M. Vulpian à M. Isambert.)

Trois faits, se confirmant mutuellement, sont donc venus successivement révéler l'existence de cette nouvelle entité morbide.

Après avoir de la sorte fait l'histoire de la découverte de cette maladie, nous allons essayer d'en exposer les symptômes, autant du moins que nous le permettra le relevé des faits.

DESCRIPTION.

Les sujets affectés de cette maladie présentent les attributs de la scrofule, ou du moins d'un tempérament lymphatique très-accusé. De plus, chez les sujets qu'il nous a été donné d'observer, un aspect *sui generis* laissait pressentir une affection grave. Les symptômes locaux sont assez nettement accusés : on voit sur le pharynx, et en très-grande quantité, des granulations blanc-grisâtres. Elles se montrent d'abord sur la face antérieure du voile du palais, sur les piliers, la luette, puis à la face postérieure du pharynx. De là elles gagnent l'épiglotte, l'infundibulum et enfin la commissure interaryténoïdienne.

Ces granulations comparables, quant à leur aspect,

à des œufs de poisson, saignent facilement au contact de corps étrangers; elles sont quelquefois entassées en plaques couvertes de granulations égales qui leur donnent un aspect mamelonné. Ces plaques sont entourées d'un mince liseré inflammatoire qui se confond bientôt avec la couleur normale de la muqueuse environnante.

On les trouve également disséminées sur le pharynx et l'isthme du gosier. Elles donnent à ces organes, vus de profil, un aspect chagriné. La luette se ronge surtout à la partie moyenne, elle paraît alors allongée, et forme comme une stalactite bizarre qui menace de se détacher. Cette usure des parties composant l'isthme du gosier se produit par suppuration des granulations, qui détruisent ainsi les parties affectées par usure locale disséminée.

On voit encore de grosses vesico-pustules, semblables à des furoncles, qui ne laissent presque rien écouler à la ponction. Ces pustules siégent généralement sur le fond du pharynx.

Les malades accusent une dysphagie très-douloureuse, il y a du nasonnement dans la voix qui est peu altérée. L'enrouement ne survient que très-tard et ne va pas jusqu'à l'aphonie. Il peut survenir également de la surdité.

En résumé. Affection plutôt pharyngienne que laryngienne, cette maladie envahit d'avant en arrière et de haut en bas. Elle a pour lésions des granulations constituées par des tubercules isolés ou agglomérés, analogues à ceux qu'on rencontre dans les poumons des individus atteints de phthisie galopante. La douleur est intense à la déglutition, pendant toute la durée de la maladie, dont la mort est la conséquence ordinaire.

Elle se termine par la phthisie aiguë, cause de mort rapide, hâtée encore par l'inanition et le marasme profond, consécutif à la dysphagie.

DIAGNOSTIC.

On devra différencier cette maladie :

1° *De l'angine scrofuleuse*, dont elle se distingue par sa marche d'avant en arrière, par l'absence du crachat visqueux et de la plaque blanchâtre qu'il recouvre, par l'absence encore d'adhérence des piliers et de la luette; par la couleur bien plus pâle des saillies donnant l'aspect mamelonné; enfin par la terminaison par phthisie aiguë et inanition. De plus, la douleur est très-grande, ce qui est en opposition totale avec l'indolence remarquable de l'angine scrofuleuse.

2° *De la phthisie laryngée chronique,* dont la distinguent le siége et la marche des lésions, qui se montrent d'abord au pharynx, et n'atteignent le larynx que très-tard dans l'angine tuberculeuse aiguë, tandis qu'elles sont intra-laryngiennes dès le début dans la phthisie laryngée; par la terminaison rapide dans l'une, lente dans l'autre, à moins qu'il n'y ait une terminaison brusque par œdème de la glotte. Les phénomènes thoraciques sont égalcment très-différents : nuls au début dans l'angine tuberculeuse, aiguë ils sont, lorsqu'ils surviennent, les symptômes assez vagues des granulations disséminées dont la fonte rapide se termine la plupart du temps avant la formation des cavernes.

3° *De l'angine syphilitique,* dont les plaques muqueuses se distinguent par la zone carminée périphérique, le reflet opalin et l'absence de surface mamelonnée; enfin de bonne heure il y a un enrouement plus ou moins intense dans l'angine syphilitique, et l'on constate souvent des accidents secondaires ou des macules laissées par l'infection syphilitique.

Le traitement, exclusivement palliatif, consiste en cautérisations à la teinture d'iode; en applications locales d'extrait d'opium contre la douleur, d'acide chromique pour crisper les gros boutons qui se produisent sur le pharynx. On mettra le malade aux toniques pour combattre autant que possible l'état général.

STATISTIQUE

DU DISPENSAIRE SPÉCIAL DES MALADIES DU LARYNX AU BUREAU CENTRAL DES HOPITAUX.

Sur 258 malades dont nous avons pu relever les observations, en une année nous avons trouvé :

Angines catarrhales	25
— Syphilitiques.	35
— herpétiques	6
— glanduleuses	9
Névroses et paralysies laryngées	8
Phthisie laryngée	91
Angines scrofuleuses	17
Polypes muqueux et épithéliaux	6
Granulies pharyngo-laryngées	2
Cancers	4
Gonflement du corps thyroïde avec dyspnée	1
Epithélioma de la langue	1
Ulcérations tuberculeuses de la langue	2

Laryngites mixtes (phthisie et syphilis)	10
Angines mixtes syphilitiques et scrofuleuses.	11
Angines restées indéterminées par cessation de traitement. .	24
Stomatites et épiglottites ulcéro-membraneuses	2
Abcès pharyngien.	1

Paris. — Imprimerie Derenne, 25, rue St-Séverin, 25.

www.ingramcontent.com/pod-product-compliance
Lightning Source LLC
LaVergne TN
LVHW012003160826
845678LV00002B/680